AF246408

DE

L'ART DENTAIRE

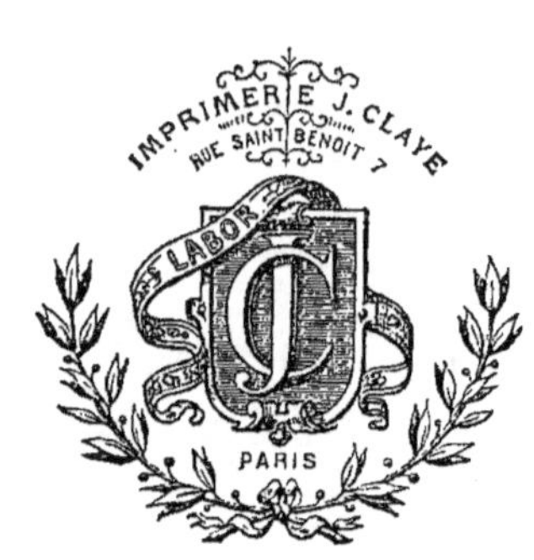

DE
L'ART DENTAIRE

CONSIDÉRATIONS

SUR SA PRATIQUE

PRÉSENTÉES A L'ACADÉMIE DES SCIENCES
ET A L'ACADÉMIE DE MÉDECINE

PAR

Le Dr R. VICTOR et A. PREST

CHIRURGIENS-DENTISTES

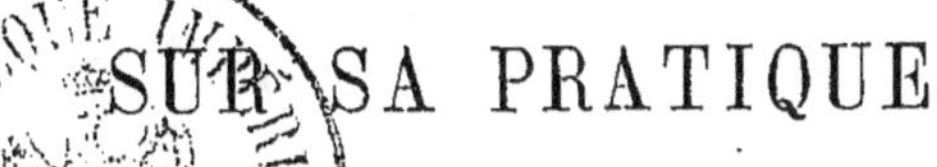

———◆———

PARIS

J.-B. BAILLIÈRE ET FILS

LIBRAIRES DE L'ACADÉMIE IMPÉRIALE DE MÉDECINE
19, RUE HAUTEFEUILLE, 19

LONDRES	MADRID	NEW-YORK
HIPPOLYTE BAILLIÈRE	C. BAILLY-BAILLIÈRE	BAILLIÈRE BROTHERS

LEIPZIG, E. JUNG-TREUTTEL, QUERSTRASSE, 10.

BIBLIOTHÈQUE IMPÉRIALE IMPR.

CONSIDÉRATIONS

SUR LA PRATIQUE

DE L'ART DENTAIRE

Les diverses opérations qui se pratiquent sur les organes dentaires ont formé et forment encore une des spécialités distinctes de l'art chirurgical.

Malheureusement cette branche importante de la science médicale, à part certaines exceptions honorables ou brillantes, a été et est encore cultivée par une foule de personnes qui, ne connaissant pas les premiers rudiments de la science dont elles s'occupent, dénuées parfois de l'instruction la plus élémentaire, osent, protégées qu'elles sont par le silence de la loi, pratiquer des opérations qui demandent des connaissances anatomiques très-exactes.

Aussi cette spécialité chirurgicale est-elle dans

un état d'infériorité, défavorable aux praticiens et à l'art lui-même. Ce silence, cette indulgence de la loi (si sévère pourtant à l'égard de l'exercice illégal de la médecine) pour des faits d'odontotechnie souvent blâmables, a toujours empêché la majorité des chirurgiens de pratiquer cette partie de l'art; la plupart d'entre eux s'abstiennent parfois encore d'y apporter le concours de leur intelligence et de leur travail, et forcément arrêtent les progrès que l'on serait en droit d'attendre de leur coopération savante et active.

Nous constatons donc, en le déplorant, que dans notre XIXe siècle si rempli de clartés et d'éblouissements scientifiques, la plupart des médecins et des chirurgiens, pour éviter une certaine promiscuité, évitent de s'occuper des importantes questions de la pathologie dentaire.

Pourquoi cette indifférence pour une science qui a eu l'honneur de préoccuper tous les hommes les plus illustres depuis Hippocrate?... Sommes-nous donc, ou nous croyons-nous plus que Galien, que l'illustre Sydenham, Ambroise Paré, Plenck, Hunter, pour ne citer que les noms qui nous viennent à l'esprit? Dérogerons-nous en daignant

étudier et pratiquer une science que le grand
Cuvier a marquée de son sceau?... Enfin notre
dignité souffrira-t-elle de nous occuper de questions que Geoffroy Saint-Hilaire a crues être dignes
de lui?... Nous ne pouvons nous expliquer l'indifférence et le dédain affectés par les chirurgiens
pour la pratique de cette spécialité, que par l'influence de cette souveraine boiteuse, la routine,
qui, en France comme ailleurs, partage avec la
mode le privilége de nous faire sauter le même
pas, moutons de Panurge que nous sommes.

Nous écrivions il y a un instant le nom de
Cuvier à propos de la grave question qui nous
occupe : d'autres l'ont invoqué et voici une cita-
tion qui traduit notre pensée : « Puisque le nom
de Cuvier nous vient en ce moment, qu'il nous
soit permis de l'opposer aux dédaigneux comme
une réplique et comme un enseignement. Eh quoi!
messieurs, vous trouvez indigne de vous occuper
des dents et de leur hygiène! eh bien! voici
un homme qui, dans la constellation scientifique,
brille du plus pur et du plus vif éclat; voici
une illustration européenne, voici l'anatomiste des
anatomistes et le professeur le plus illustre que
jamais ait produit la grande école de Paris; voici

l'immortel Cuvier en un mot qui n'a pas cru s'a-
baisser ni descendre en s'occupant de la question
dentaire! Il a donné sur leur anatomie des détails
minutieux et pleins d'attraits; il est parti de leur
conformation pour classer les individus et les
espèces, et la science de Cuvier était telle, qu'avec
une ou deux dents d'un animal dans la main, il
le rebâtissait, il le revoyait tout entier. »

I

L'étude du système dentaire revient donc de
première main aux anatomistes. Les applications
sont réservées aux praticiens; des premiers aux
seconds il y a la distance de la science à l'art, de
la théorie à la pratique. Mais cette limite est-elle
infranchissable? et nous demanderions volontiers
où est l'utilité de la science qui ne se résout pas
en une application!

Pour être un chirurgien-dentiste véritablement
digne de ce nom, il faut posséder un certain
nombre de qualités variées; est-ce que la plupart
de nos confrères ne sont pas grandement capables

d'acquérir ces qualités?... Elles ne demandent que du travail et du temps.

Sans parler, bien entendu, des études médicales proprement dites, le chirurgien-dentiste doit connaître parfaitement l'anatomie et la physiologie de la région buccale; il faut encore qu'il joigne à ces connaissances une grande aptitude pour certains travaux manuels; il lui faut posséder un goût naturel pour les arts mécaniques; il est essentiel qu'il s'approprie et qu'il mette à contribution les procédés, les tours de main employés dans diverses industries; car il faut non-seulement qu'il soit médecin hygiéniste et chirurgien, mais encore et en même temps chimiste, mouleur, mécanicien, fondeur, émailleur, bijoutier, sculpteur, etc.

Des travaux spéciaux longtemps continués peuvent seuls donner à un même individu cette supériorité qui constitue le dentiste instruit. Une pratique incessante est donc la condition fondamentale d'une grande habileté; et le dentiste instruit seul est à même de juger le caractère particulier des diverses altérations, de remonter aux causes, et d'appliquer un traitement utile à chaque cas.

Ainsi avant toute intervention, avant toute

application, le praticien doit juger de leur *opportunité*. C'est la condition du succès.

II

Que de phénomènes généraux, que de perturbations physiologiques et pathologiques, qui ne sont dus uniquement qu'à une altération méconnue des organes dentaires ; que de lésions profondes des os, des tissus de la région buccale, dont la cause ne peut être appréciée que par un praticien exercé ! Comment déterminer si certaines phlegmasies de cette région ne sont pas la conséquence d'une altération générale des liquides ou des solides de l'organisme, ou ne proviennent pas d'une diathèse rhumatismale, goutteuse, d'un vice spécifique, etc. ?...

Que d'attention ne faut-il pas pour distinguer chez les jeunes enfants si les perturbations qui surviennent lors de l'évolution naturelle des dents, sont conformes aux lois physiologiques de chaque âge !...

Que de soins pour régulariser, dans une mesure

conforme aux vues de la nature, les manifesta-
tions de ces lois!

Enfin, avec quelle circonspection ne faut-il pas
apprécier la juste part que l'on doit accorder,
dans la production d'un grand nombre d'affections
dentaires, soit à une constitution détériorée, à une
hygiène insuffisante ou vicieuse, à l'évolution d'un
principe dartreux, et, quelquefois aussi, à l'arrêt
brusque ou prématuré de certaines fonctions natu-
relles !

III

La *préoccupation dentaire* est urgente à deux
époques de la vie, dans *l'enfance* et dans la *vieillesse*.

A l'égard de l'enfance, nous signalons rapide-
ment l'évolution de la première dentition. A ce
moment, accidents généraux et réactionnels ner-
veux et circulatoires, convulsions et fièvre. Dans la
longue période de la deuxième dentition, accidents
locaux souvent sérieux, et comme résultats, dévia-
tions et mauvaise formation des dents, troubles

qui auront une influence permanente sur les fonctions de la digestion et de la parole, si l'art n'intervient pas en temps utile.

Dans la vieillesse on doit signaler surtout les très-graves accidents qui résultent du défaut de mastication des aliments ; leur séjour peu prolongé dans la bouche nuit à l'insalivation, premier temps de la digestion ; l'ingurgitation d'aliments à peine broyés s'oppose à leur assimilation. De là deux causes permanentes de dyspepsies et de lientéries. Il est facile de se représenter les conséquences graves du défaut de digestion à un âge où les forces de réparation tendent à être inférieures à celles de destruction.

C'est surtout dans ces cas que la partie mécanique de l'art dentaire apparaît dans tout son éclat. Que de fois n'avons-nous pas vu la simple application d'une pièce artificielle faire cesser immédiatement des états pathologiques fort graves, et qui avaient résisté à tous les moyens médicaux !

IV

Mais ne faut-il pas aussi, pendant la période moyenne de la vie, se préoccuper de l'état du système dentaire? Oui, assurément, puisque la santé elle-même est attachée à l'intégrité des organes de la mastication. S'ils deviennent insuffisants, la digestion souffre. S'ils deviennent douloureux, toute l'économie est affectée, par suite du *consensus* qui unit tous les organes.

Et, pour ne parler que de la douleur causée par une dent cariée, douleur que l'on a si bien nommée *rage de dents*, quelle souffrance horrible! Plus de sommeil, plus d'idées, la pensée est comme anéantie; il semble que l'intelligence se consume. Pendant le cours de cette torture quelquefois incessante, il survient une fièvre nerveuse, qui a parfois des résultats bien graves, en provoquant une maladie hideuse, effroyable, l'*épilepsie*. Dans quelques cas survient une telle surexcitation, que la raison en est pervertie et qu'il n'est pas rare de voir éclater l'aliénation mentale.

Aussi les médecins, qui pour la plupart ne sont pas favorables aux spécialités, font-ils une honorable exception en faveur de ceux de leurs confrères qui ne dédaignent pas de pratiquer l'art dentaire; ils admettent complétement dans ce cas particulier les idées que l'un de nos grands chirurgiens contemporains émettait à ce sujet :

« En médecine, comme dans les autres sciences dont l'étendue ne permet pas à un seul homme d'en cultiver toutes les parties avec la même assiduité, la spécialité bien entendue suppose que celui qui s'y livre, après les études préliminaires indispensables, fait converger vers un seul point les connaissances qu'il a acquises dans les diverses branches de son art, compare les faits particuliers qu'il observe avec les faits généraux de la science, et arrive ainsi à pouvoir approfondir toutes les questions qu'embrasse le sujet dont il a fait choix.

V

Cette esquisse rapide de quelques-uns des divers aspects de la question dentaire est suffisante pour en faire apprécier la gravité réelle ; et nous la terminerons en disant, avec un de nos maîtres qui écrivait à propos du *mal de dents :* « Un mal qui peut avoir des conséquences aussi terribles n'est-il point un mal dont il faut faire une étude sérieuse, et ne mérite-t-il pas l'attention de nos meilleurs chirurgiens? »

Notre but, en adressant ce mémoire à l'Académie, est de fixer son attention sur l'indispensable nécessité d'unir la pratique de l'art dentaire aux connaissances scientifiques de l'anatomie et de la physiologie. Nous voulons poursuivre la réunion de la science et de l'art, trop longtemps dédaignée.

Il importe que les opérations de l'odontotechnie soient appuyées sur une base sérieuse.

Nous avons à cœur de fonder la réalisation de cette pensée. Tous nos efforts y tendront. Nous la poursuivrons dans la mesure de nos forces, et nous faisons, en conséquence de notre insuffisance, appel à l'Académie. Elle ne nous fera pas défaut dès que nous l'invoquerons au nom d'une pensée élevée et sans préoccupation individuelle.

Ces quelques réflexions, que nous lui soumettons respectueusement, auront-elles cette bonne fortune de faire sortir de la torpeur où elle est plongée la chirurgie dentaire?... Nous le désirons sans l'espérer beaucoup. N'importe, des voix plus autorisées et plus éloquentes s'élèveront sans doute, et nous aurons eu la satisfaction d'avoir concouru, selon nos moyens, à obtenir la réhabilitation d'un art nécessaire, digne d'une meilleure place au soleil de la science.

Dr R. VICTOR, A. PREST.

Paris, avril 1866.

PARIS. — J. CLAYE, IMPRIMEUR, RUE SAINT-BENOIT, 7.